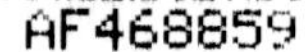
AF468859

MEMOIRE

POUR les Sieurs DOYEN, SYNDICS, DOCTEURS & PROFESSEURS, Aggrégés au Collége de Médecine de Lyon, Intimés.

CONTRE *le Sieur Claude-Joseph Olivier, Docteur en Médecine de la même Ville; Appellant.*

LE Collége des Médecins de Lyon a exclu de ses Assemblées le sieur Olivier, Par une Délibération homologuée en la Sénéchaussée de cette Ville.

On conçoit qu'un Corps ne se conduit pas témérairement & sans raison; & il lui en coûte trop de frapper un de ses Membres, pour qu'on ne doive pas présumer qu'il y a été forcé par les motifs les plus graves.

Le Sr Olivier s'est en effet rendu coupable, il nous oblige de le révéler, d'une irrévérence marquée &

de la désobéissance la plus insultante envers sa Compagnie. Il s'est rendu coupable d'une diffamation atroce contre la plûpart de ses Confreres, & même d'une mauvaise foi caractérisée envers l'un d'eux. Il s'est rendu coupable d'une falsification commise sur un Régistre qui étoit à titre de dépôt entre ses mains.

Tel est l'homme, qui néanmoins se plaint violemment d'avoir été opprimé, sacrifié. Il a distribué dans le Public deux Mémoires. Quels ouvrages! Le premier sur-tout, intitulé, *Mémoire Apologétique*, est la satyre la plus scandaleuse qui jamais ait été publiée. On n'eût pas crû que la licence pût porter si loin ses attentats. La haine, la fureur, l'orgueil, voilà les passions auxquelles ce fougueux Ecrivain a abandonné la conduite de sa plume.

A-t-il prétendu se justifier? Mais on en atteste quiconque verra son Apologie. Il n'est pas possible, en la lisant, de se défendre d'un sentiment d'indignation ou d'horreur contre l'Auteur. Il a fourni lui-même des titres, qui prouvent la nécessité de l'exclusion d'un tel Collegue.

Toute sa ressource consiste à dénaturer l'état de l'affaire. A l'entendre, il a été chassé avec ignominie, pour avoir contesté le payement d'un droit arbitrairement imposé par la Compagnie sans l'approbation du Prince. C'est là le point de vûe qu'il présente; mais son artifice sera facile à démêler. La délibération qui lui interdit l'entrée aux Assemblées, a eu pour motifs ses outrages, ses infidélités.

C'est ce qui va se développer par la narration des faits.

L'on prévient qu'on écartera tous les nombreux épisodes dont le Sr Olivier a chargé cette partie de la cause, tissu d'impostures qui probablement n'auront séduit personne. Le ton d'emportement dont il les a débitées, son caractere peint dans ses libelles sous ses vraies couleurs, en auront suffisamment corrigé le poison.

FAIT.

Le sieur Olivier se présenta en l'année 1733 pour être aggrégé au corps de Médécine de Lyon. Bien des raisons s'opposoient à sa réception, & le Collége des Médecins a eu plus d'une fois dans la suite l'occasion de se reprocher l'excès d'indulgence qu'il montra pour lui.

Les Statuts portent qu'on ne recevra à Lyon que des Docteurs qui répresenteront des Certificats de quatre ans de pratique hors de la Ville, à compter du jour de leur Doctorat. Que le sieur Olivier fasse voir la datte de ses Lettres, la grace qu'on lui a faite ne paroîtra que trop manifeste ; mais c'est la moindre.

Le Collége peu satisfait de sa capacité dans les examens qu'il subit, pouvoit le renvoyer pour quelques années. Il fut cependant admis aussi-tôt. On ne lui imposa qu'une double condition ; l'une, qu'il ne pourroit voir seul & sans le secours de quelqu'autre Médecin de Lyon, aucun malade de cette ville pendant un an; l'autre, que pendant ce même tems il seroit tenu d'assister régulierement aux visites des Médecins de l'Hôtel-Dieu.

Ces prudentes modifications furent écrites sur le régistre du Collége, & insérées dans l'acte même de réception. On verra dans un moment quel sort elles ont eu.

A peine le sieur Olivier eût-il été ainsi reçû par faveur, qu'on le vit affecter des manieres dures & hautaines pour tous ses Confreres. Il n'a point sçu le dissimuler dans ses Mémoires imprimés. Si l'on en retranche les éloges qu'il s'y donne, & qu'il s'est toujours donnés lui seul sur ses imaginaires succès, les autres traits du tableau sont fidéles; son ame y paroît à découvert: & rien n'est plus aisé que de le définir d'après lui-même. Le sieur Olivier est un de ces hommes, qui amateurs de systêmes bizarres & sauvages, pleins d'un respect religieux pour leurs propres idées, regardent d'un œil de dédain ou de colere, ceux de leurs rivaux qui osent ne pas penser comme eux: Novateurs chagrins & superbes, prêts à immoler tout à leur indomptable présomption, se vengeant de l'estime que le Public leur refuse par les mépris & l'inimitié dont ils accablent tous ceux qui en jouissent.

Une courte anecdote ne sera point ici déplacée. M. de Senneterre, passant à Lyon, lui demandoit s'il y avoit beaucoup de Médecins dans cette Ville.

Le sieur Olivier répond froidement qu'il n'y en connoissoit aucun. Mais, repartit M. de Senneterre, il y a cependant un Collége fameux, n'est-il pas nombreux ? Oh oui, répliqua le sieur Olivier, il y a beaucoup d'hommes qui portent le nom de Médécins.

Les procédés, les discours du sieur Olivier étoient donc véritablement choquans pour ses Collegues ; & il ne pouvoit s'en prendre qu'à lui-même, si dès les commencemens, comme il le raconte, ils s'abstenoient de communiquer avec lui. Lorsque tout un Corps se détache d'un Particulier, on sent bien à qui la faute en doit être imputée.

Cependant, après quelques années, le sieur Olivier fit des avances pour regagner tant d'esprits aliénés, & à l'instant tout le passé fut oublié très-sincerement.

En 1748 on lui déféra le Syndicat du Collége.

Ce fut dans ce tems que dépositaire des Régistres, il eut la hardiesse de réformer son acte de réception : son extrême vanité n'en pouvoit supporter les modifications. Il effaça les quatre lignes qui contenoient la premiere condition, c'est-à-dire, que pendant un an, il ne pourroit voir aucun malade sans être assisté d'un autre Médecin ; & à l'égard de la seconde qui l'assujettissoit aux visites de l'Hôtel-Dieu, il arrangea la phrase de maniere qu'il sembloit que ce n'étoit qu'une invitation que le Collége lui eût faite. Il ne se borna pas là encore : il écrivit à la marge ces notes-ci : *Pour effacer le blâme que les injonctions peu méritées écrites dans l'Acte ci-joint au-*

roient pû porter contre le sieur Olivier, le Collége a décidé qu'il prêteroit son serment entre les mains de M. le Lieutenant General, ce qui est la derniere cérémonie de l'aggrégation. M. Olivier a prêté son serment le 26 Octobre 1734. en présence de Mrs Pestalozzi & Rey alors Syndics du Collége.

L'état actuel du Régistre est constaté par un extrait figuré qu'en ont fait des Notaires de Lyon : les ratures, les interlignes, les notes marginales, tout y est marqué ; la différence des encres & du caractère y est aussi observée ; en sorte qu'il n'est point possible de douter de l'attentat, vraiment répréhensible, que le sieur Olivier a osé commettre sur le livre public de sa Compagnie.

On ne s'en apperçut pas aussi-tôt qu'il sortit de sa charge de Syndic ; & la contestation sur laquelle la Cour doit prononcer à eu d'abord une autre origine, qu'il faut maintenant expliquer.

Le Sr Olivier mit son fils sur les rangs en 1750 pour l'aggrégation au Collége de Médecine de Lyon. Il y a dans ces occasions des droits à payer. Un article des Statuts défend de procéder à la réception des Aspirans, qu'après qu'ils ont satisfait au droit de Bourse-commune que ce Réglement fixe à 150 livres. Mais comme le Collége, obligé de soûtenir plusieurs procès soit en la Sénéchaussée de Lyon, soit en la Cour, a contracté dans ces derniers tems beaucoup de dettes, il a, par une Délibération, ajouté au droit qu'établit le Statut, une somme de 450 liv. destinée au payement de ces dettes, & représentant la portion que les Récipiendaires, comme membres du Corps, en devroient supporter. Arrangement qui n'est onéreux pour personne.

Cette Délibération a été signée du Sr Olivier pere lui-même, qui, en présentant son fils à l'aggrégation, devoit naturellement suivre la loi commune. Il se montra en effet disposé à la subir. Mais les fonds lui manquoient. Pour y suppléer, il s'adressa au sieur Pestalozzy, alors premier Syndic & Trésorier de la Compagnie. Il le pria de vouloir bien être son garant auprès du Collége ; proposition qui, quoique singuliere, fut agréée par le sieur Pestalozzy, charmé de trouver cette occasion d'obliger un Confrere.

Et ainsi d'un côté, le sieur Olivier lui fit un billet, par lequel il promit de lui remettre, *avant que son fils subît son examen de Théorie, la somme de 600 liv. pour les droits du Collége.* Tels en sont les termes, & la datte en est du 15 Avril 1750.

D'un autre côté, & en même tems, le sieur Pestalozzy lui donna un récépissé, où il marquoit *avoir reçû de lui les droits de Bourse-commune* : Récépissé qui fut porté au Doyen du Collége, comme une quittance qui mettoit l'Aspirant à portée de soûtenir ses Actes.

Par-là on voit que le sieur Pestalozzy, ayant pris pour de l'argent comptant le billet du sieur Olivier, étoit seul chargé & personnellement comptable des 600 liv. vis-à-vis de sa Compagnie.

A l'échéance du billet, c'est-à-dire, lorsque le sieur

Olivier fils étoit sur le point de soutenir son Acte de théorie, le sieur Pestalozzy eût été fondé à agir. Mais à la priére de son débiteur, il eut encore la générosité de proroger le délai jusques à l'Acte de pratique.

Une année presque entiere s'écoule : le tems de soutenir l'Acte de pratique étoit arrivé, & la dette ne s'acquittoit pas. Le pere même ne présentoit point son fils à l'examen qu'il lui restoit à subir, parce que se trouvant encore sans argent, il avoit une espèce de honte, sans doute, de demander une nouvelle grace. A la fin il se résolut pourtant à implorer encore la bonté du sieur Pestalozzy, il le conjura avec les plus vives instances de permettre, sans rompre le silence, que son fils soutînt son dernier Acte ; il lui faisoit remarquer le tort que le moindre éclat pourroit faire à sa réputation & à celle de son fils. Il n'en falloit pas tant, pour vaincre le sieur Pestalozzy, homme qui généralement estimé & considéré, l'est autant du côté des qualités du cœur, que par rapport à l'étendue de ses lumieres. Il se contenta donc de la parole du sieur Olivier pere, de le payer dès qu'il le pourroit.

Et alors enfin le fils fut reçu & aggrégé.

Tel est le service que le sieur Pestalozzy a rendu à son Confrere. Que l'on sera surpris & touché du genre de reconnoissance que le sieur Olivier lui en a témoignée !

La cérémonie de l'installation du fils venoit d'être achevée, lorsque le pere que sa dette de 600 liv.

gênoit

gênoit considérablement, tenta un premier moyen, assez extraordinaire, pour s'en affranchir. Il présenta un Placet au Collége des Médecins. Il exposa que *les témoignages d'amitié que la plûpart d'entre eux lui avoient donnés, en lui rendant l'honoraire qu'il avoit consigné pour leurs séances aux Actes de son fils, sembloient lui annoncer qu'il ne sçauroit payer les 600 liv. promises pour le droit de Bourse-commune, sans faire violence à leur générosité.* Il raconta qu'il avoit bien mérité de son Corps par ses services & ses travaux. Il dit que si en reconnoissance, on lui faisoit *grace entiere* de la somme qu'il devoit, cela *auroit pour lui le mérite qu'avoit la Couronne Civique pour les Romains.* Mem. Apol. p. 10 & 11.

Malheureusement pour lui, on ne trouva pas exacte une comparaison, qui confondoit l'honneur avec l'argent. Sa très-humble requête ne fut pas reçue. Les finances du Collége étoient ruinées par ces mêmes bienfaits qu'il étaloit fastueusement, & qui consistoient dans des procès entrepris sous son Syndicat. Chaque Collégié d'ailleurs, & singulierement le sieur Rast, qui présentoit pour lors son fils à l'aggrégation, auroit voulu exiger la même faveur : l'exemple auroit pû entraîner des conséquences. C'est ce qu'on répresenta au sieur Olivier.

Cette premiere tentative ne lui réussit donc pas. Mais il imagina bientôt un autre détour, qui est d'une bassesse dont tout autre que lui auroit rougi.

La qualité de Créancier que le sieur Pestalozzy

avoit prise pour l'obliger, le lui rendit promptement odieux. Il n'avoit plus le même intérêt à le ménager, son fils étoit reçû. Un jour donc il l'insulta vivement dans la salle de la Société Royale. Lui-même il convient de cette conversation particuliere, dont le sieur Pestalozzy fut obligé de rompre le cours, paroissant fort offensé.

Mem. Apol. p. 12 & 13.

Dans sa juste douleur, le sieur Pestalozzy, deux ou trois jours après, écrit à l'homme qui lui manquoit si essentiellement. Il lui marque « qu'il étoit » à la fin de son Syndicat, qu'en rendant ses comp» tes au Collége, il devoit payer la somme dont » il s'étoit rendu caution pour lui ; *que si le sieur » Olivier n'étoit pas en état de le rembourser actuelle» ment, il consentoit qu'il prît du tems* ; mais, que » sans doute il ne refuseroit pas de lui donner les » sûretés pratiquées par les honnêtes-gens ; qu'en » répondant pour lui, il avoit senti qu'il s'exposoit » à payer ; qu'une telle considération ne l'avoit ce» pendant pas empêché de lui rendre un service des » plus essentiels, puisque de là dépendoit l'aggréga» tion de son fils ; que cette générosité de sa part » méritoit au moins des procédés honnêtes de la » sienne.

Ibid. Lettre du 24 Juin 1752.

Du 24 Juin 1752.

Le sieur Pestalozzy avoit été outragé dans le tems qu'il écrivoit cette lettre, on ne doit pas oublier cette circonstance. On voit cependant qu'il accordoit un nouveau délai à son Débiteur.

Et que répondit le sieur Olivier ? « Que l'ac» quittement du billet dont le sieur Pestalozzy étoit

» simplement dépositaire en sa qualité de Syndic, » ne devoit point arrêter la reddition de ses comptes, sur lesquels, comme le reste de la Compagnie, » il auroit, lui sieur Olivier, droit de révision; » qu'il présumoit qu'il suffiroit aux Collégiés d'ap» prendre par l'exhibition de sa signature, qu'au » lieu de réaliser 600 liv. *il lui avoit plû de les pro» mettre. Si vous, ou ceux que vous appellez le Collége,* » continua-t-il, *êtes pressés de les recevoir, les voyes » de la Justice sont ouvertes; je serai plus prompt à » payer cette somme, que vous ne le serez à manifester le » titre en vertu duquel vous prétendez qu'elle vous est due.*

Ainsi par cette odieuse Lettre, le sieur Olivier annonçoit déja le projet qu'il a tout-à-fait manifesté depuis. Il se montroit disposé à contester la validité de son engagement, & cela sous le prétexte que la Délibération qui avoit augmenté les droits de réception, n'avoit pas été autorisée par des Lettres-Patentes; il vouloit faire perdre à son Confrere ce qu'il avoit avancé pour lui. Voilà donc le second moyen, que l'avarice & la mauvaise foi lui ont suggeré, au défaut du succès de sa Requête.

Il n'y a personne sans doute qui n'eut été révolté d'un trait aussi noir. Quel procédé vis-à-vis d'un tiers qui en avoit agi si officieusement avec lui! Le sieur Pestalozzy exprima son étonnement & sa sensibilité dans une seconde Lettre. « Je » suis touché, Monsieur, *marquoit-il*, de votre » maniere de penser, j'en suis confus, elle m'afflige » bien plus par rapport à vous-même & au tort

28 Juin 1752. Mem. Apol. p. 15.

» qu'elle peut vous faire, que par rapport à la perte
» de mon argent... Devois-je m'attendre à une in-
» gratitude semblable à la vôtre ? Devois-je craindre
» de la part d'un homme en qui je croyois de la
» probité un procédé si faux ? A quoi songez-vous
» donc ?... Voulez-vous vous deshonorer dans l'esprit
» de tous ceux qui sçauront à quel point vous avez
» abusé de ma bonté, de ma générosité ? Si le
» Collége avoit exigé de votre fils plus que des
» autres Récipiendaires, ce qui n'est pas, ce seroit
» au Collége à qui vous devriez vous en prendre ;
» mais cela ne vous autoriseroit pas à manquer aux
» engagemens que vous avez pris avec moi sous les
» apparences de la bonne foi. Vous sçaviez les
» conditions de l'aggrégation, vous vous y êtes sou-
» mis ; en conséquence vous m'avez engagé par
» mille protestations artificieuses à faire bon pour
» vous ; vous m'êtes donc redevable, & rien ne sçauroit
» vous disculper de la mauvaise foi avec laquelle
» vous agissez... Je puis attendre que vos moyens
» & le rétablissement de vos affaires vous permet-
» tent d'acquitter cette dette sans vous incommo-
» der. Si vous résistez encore, si vous joignez la
» mauvaise volonté & le manque de foi à l'impuis-
» sance actuelle où je sens bien que vous êtes, je
» serai forcé de faire part à mon Corps de ce qui
» se passe entre vous & moi, & de chercher des
» moyens, s'il en est, de n'être pas votre dupe.

Loin de rentrer en lui-même, le sieur Olivier persista à répondre que les voyes de la Justice étoient

28 Juin. *Ibid.*

ouvertes. Il ajouta que le sieur Pestalozzy *ne devoit pas pousser à bout un homme qui prouveroit combien il avoit mauvaise grace de faire l'Apôtre sur la probité.*

Il étoit tems de finir ce commerce de Lettres avec un Débiteur du caractère du sieur Olivier.
» Je ne vous donne (lui manda dans une derniere 30 Juin.
» le sieur Pestalozzy) pour vous repentir de tous
» vos faux procédés, que jusqu'à mardi prochain,
» jour auquel le Collége doit s'assembler pour juger
» votre cas... Quelle que soit votre reponse, à
» moins que je n'y voye des marques d'amende-
» ment, vous n'aurez plus de mes Lettres.

La réponse qui survint n'en méritoit pas en effet.
» Je suis très-charmé (porte-t-elle) que vous défe-
» riez au Collége le motif de vos *ridicules* plaintes,
» il ne faut rien moins pour les faire cesser, que
» les sages conseils de plusieurs Médecins assemblés ;
» car je les regarde comme *un accès de manie*...
» Pour moi, je n'attendrai pas l'assemblée dont
» vous me menacez, & dont je n'ai rien à crain-
» dre, pour porter mes plaintes contre vous ; vous
» êtes *un furieux* contre lequel on ne peut trouver
» de sûreté que sous les aîles de la Justice, c'est sa
» protection que je me propose d'implorer...

Le sieur Pestalozzy s'adressa effectivement à son Corps, quoiqu'il eût pû lui-même traduire dans les Tribunaux son ingrat Débiteur. Ce fut le Doyen (Mem. Apol, p. 19.) qui fut prié de porter au sieur Olivier les ordres du Collége ; & il l'invita à se trouver à une assemblée qui devoit être tenue dans huit jours.

Au lieu de s'y présenter, le sieur Olivier envoya au Doyen sous enveloppe, un Mémoire qui est une piéce importante dans cette Cause. Rapportons-en les principaux traits.

Mem. Apol. p. 19, 20, 21, 22, 23 & 24.

D'abord l'adresse en est singuliere : elle contient ou une leçon, ou une ironie, ou renferme quelque distinction choquante : *à Messieurs les Médecins Collégiés, partisans de la vérité, & fidéles observateurs des Loix de la Justice.*

» J'ambitionnois, dit l'Ecrivain, de trouver une » occasion où je pûsse démontrer à notre Collége, » que rien ne lui est aussi indispensablement néces» saire que la rénovation de ses statuts ; elle s'est » enfin présentée, il faut la saisir, *occasio præceps.* » C'est Hippocrate qui le dit ... J'ai retenu entre » mes mains le droit de Bourse-commune. « J'ai » pourvû M. Pestalozzy d'une promesse de 600 liv. » ... Par mon billet, je suis censé avoir dit : *je* » *promets payer à M. Pestallozzy, Syndic du Collége,* » *600 liv. pour le droit de Bourse-commune qu'il lui* » *plaît d'exiger par rapport à l'aggrégation de mon* » *fils, aux conditions toutefois que le Collége me com-* » *muniquera le titre, en vertu duquel il est en usage de* » *faire cette exaction.* Car si le Collége n'a point de » titre, que devient sa créance ? Quelques Collé» giés avides d'argent ... peuvent-ils mettre nos » Récipiendaires à contribution ?... Personne ne » peut se prévaloir de la Délibération par laquelle » on a augmenté les droits, à moins qu'il ne soit » assez imprudent pour courir le risque d'être puni

» comme *Concussionnaire.* Telle est en pareil cas » la peine prononcée par l'Arrêt du Conseil que » je joins ici.

Ce qu'on vient de lire n'est rien encore au prix de ce qui suit. « Notre Corps est composé de deux sortes » de Collégiés. Les uns ne s'obstinent à vouloir pri- » mer dans l'intérieur du Collége, que pour avoir » occasion de traiter *nos pacifiques Confreres avec* » *une incivile supériorité* dans l'intérieur des maisons ; » ces *usurpateurs d'une frivole autorité* ne sçavent faire » usage de nos Réglemens, que pour éloigner les » Sujets, ou asservir nos Candidats : ils ont *le gou-* » *vernement dur*, ils *ne nous menent que par des voyes* » *obliques, comme s'ils avoient dessein de nous perdre.* » Les autres, par une complaisance déplacée, les » suivent dans leurs écarts, & quelque injustes que » puissent être leurs *complots, ils se laisseroient volon-* » *tiers conduire les yeux fermés au précipice.* Il est » cependant certain que ces exemples de candeur & » de bonté *gémissent sous un joug détestable* . . . » Quelle différence ne doit-on pas mettre entre ces » deux sortes d'hommes ? Je sçai parfaitement les » distinguer ; *les uns inspirent la tendresse & la pitié,* » *les autres sont des monstres qui n'inspirent que de* » *l'horreur.* ...

» Il ne me reste plus qu'à manifester le ridicule » des plaintes & des déclamations du Syndic actuel » de la Compagnie (du sieur Pestalozzy) ; que cet » *honnête-homme* vous remette les réponses que je » lui ai faites, *pourvû que mes trois Lettres soient*

» *intactes*, lisez-les, j'ose espérer que vous serez
» contents de mon Apologie . . . Si vous avez à pro-
» noncer contre quelqu'un, ce sera infailliblement
» contre *celui, qui né pour obéir aux caprices, & ne*
» *pratiquer que des bassesses*, *crie au Voleur sur les*
» *Confreres qui ne sont pas d'humeur de se laisser vo-*
» *ler*; *contre celui qui se deshonore de plus en plus*,
» *en croyant deshonorer ses Confreres par des libelles*
» *ridicules*. Si cependant nos *factieux* . . . s'emparent
» du tonnerre, s'ils veulent m'écraser . . . . tâchez
» d'écarter la nuée, de peur que par ricochet la
» foudre ne tombe sur vos têtes . . . . Pour ce qui
» est des moyens propres à arrêter la *fureur* de votre
» Syndic, rapportez-vous-en à moi, *la Justice m'en*
» *offre un très-grand nombre* . . . Votre Syndic m'a
» offensé, il doit à présent me haïr, *un injuste pro-*
» *cédé est toujours accompagné de quelque noirceur* . . .
» Mais sa haine ou son amitié me sont indifférentes.
» Quel cas peut-on faire de l'amitié d'un homme,
» qui dans l'instant qu'il imagine vous avoir rendu
» un *petit* service, fait parade de sa générosité,
» *reproche ses bienfaits* . . . On dit que si le sieur
» Pestalozzy entreprenoit de nuire à ses semblables,
» il seroit persévérant, mais je le crois peu dan-
» gereux ; ses Panégyristes assurent que par lui-
» même il ne se détermine point à faire du mal ;
» mais on assûre qu'il *se prête volontiers aux injustes*
» *manœuvres qui lui sont suggerées par des méchans*
» *plus rusés que lui*, *& qu'il aime la sédition. Méchans*
» *par foiblesse ou par tempérament*, *vous êtes au même*
degré,

» *degré, les redoutables fléaux de la société civile ; &*
» *toi méchanceté, vice abominable, tu as été dans tous*
» *les tems plus funeste aux Médecins, qu'au reste des*
» *mortels.*

Que d'horreurs rassemblées dans cet écrit ! Est-ce un Confrere qui parle ? Ou n'est-ce pas un Energumene, une Furie ? Quels sentimens le sieur Olivier y marque pour ses Collegues ? Il les divise tous en deux classes ; les uns sont des méchans & des monstres, les autres, il les peint comme des imbéciles. Et peut-on encore n'être pas scandalisé de la rage qui l'anime contre le sieur Pestalozzy en particulier ? Toujours à son occasion il trempe ses traits dans le fiel le plus amer. Cependant tout le crime du sieur Pestalozzy étoit d'avoir acquis une créance sur lui par le plus généreux des bienfaits.

Assûrément le Collége auroit pû dès ce moment lancer un decret d'exclusion contre un Collegue si indigne de l'être. Mais l'indulgence retint le coup. On voulut donner au Coupable le tems de la réflexion & du repentir. On arrêta donc qu'il seroit une seconde fois invité à se rendre à une autre assemblée.

Démarche encore inutile ! Le sieur Olivier n'osoit pas se montrer. Du fond de sa solitude, où il ne s'occupoit qu'à noircir du papier, il envoya au Doyen une Lettre, digne soutien de son Mémoire. Il y marquoit, qu'il devoit regarder son Collége *comme un Créancier dur, qui ne se prêtoit point à des compensations équitables*, (il avoit sur le cœur le refus qu'on avoit fait d'admettre sa Requête,) & Mem. Apol. p. 25 & 26.

ceux qui le gouvernoient comme des ennemis déclarés de sa réputation & de sa fortune, comme des Esaüs acharnés à la poursuite de leur frere Jacob. Il appelloit la derniere délibération, *un acte d'hostilité qui ne lui permettoit pas de paroître au milieu de ses ennemis assemblés....* que cependant éloigné de son bercail, *il ne craignoit pas les loups....*

L'inflexible opiniatreté de cet homme causa une véritable douleur à sa Compagnie; elle souffroit de se voir contrainte à sévir contre lui: car à peine esperoit-elle desormais quelque fruit des égards & des ménagemens qu'elle pourroit encore avoir. Cependant pour la troisiéme fois, elle détermina qu'il seroit fait une autre invitation au sieur Olivier, & plus solemnelle que les deux premieres; que quatre de ses Confreres seroient députés vers lui, le Doyen & le second Syndic à la tête, qui lui en laisseroient par écrit la sommation.

Il est à propos de la rapporter ici, cette sommation, quoiqu'elle se trouve dans le Mémoire Apologétique du sieur Olivier, ainsi que toutes les autres piéces déja analisées. Car il a eû l'imprudente exactitude de transcrire dans toute leur étendue les Actes les plus accablans pour lui: c'est aussi dans ce Mémoire que l'on a puisé presque tous les faits qui viennent d'être récités. Lui-même il a administré les armes nécessaires pour le combattre.

Mem. Apol. p. 27. La sommation porte donc que *Messieurs Panthot, Doyen du Collége des Médecins de Lyon, Rast, second Syndic, Potot & Magneval, Collégiés, en vertu de la Délibération prise par le Collége, se sont transportés chez M. Olivier pere, Collegié, pour l'inviter à se rendre aux invitations verbales que lui a précédemment fait M. Panthot, & le somment à se rendre Mardi prochain 18 du présent mois à trois heures après midi chez M. Panthot, Doyen du Collége, pour assister à l'Assemblée qui s'y tiendra, & qui demeure convoquée pour ledit jour; à l'effet spécialement d'inviter ledit sieur Olivier à apporter des raisons de paix & de conciliation envers tous & un chacun les Collégiés, qui de leur côté sont prêts à y répondre à son contentement.* La date est du *11 Juillet 1752.*

Pour cette fois, le sieur Olivier se rendit à l'Assemblée; mais quelle y fut sa conduite? il soutint opiniâtrément ne devoir rien au sieur Pestalozzy; que les lettres qu'il lui avoit écrites, étoient fort polies; qu'il ne se rétracteroit point du Mémoire adressé *aux Partisans de la vérité.* On lui montra le Régistre qui contenoit son acte de réception, & dont on venoit depuis peu de remarquer les diverses altérations. Il reconnut les notes marginales pour être son ouvrage; mais nia, contre l'évidence, d'être l'auteur des ratures. On employa auprès de lui les instances les plus fraternelles, pour l'engager à faire du moins quelques légeres excuses. Il n'écouta rien, & sortit comme un furieux.

Après sa retraite, on agita si on le dénonceroit au Ministere public, ou si, conformément aux Statuts, l'on se contenteroit de procéder à son exclusion. L'Assemblée pencha pour ce dernier parti. Néanmoins on ne voulut rien consommer encore, & il fut même arrêté que l'on chercheroit auparavant quelques amis du Sieur Olivier, autres que des Médecins, pour le ramener à la paix.

Cette délibération est du 18 Juillet 1752; & ce ne fut enfin que le 3 Août suivant, que le Decret décisif fut porté.

On examinera bientôt les différentes clauses du préambule qui en renferme les motifs : il suffit ici de rendre compte des dispositions mêmes. Le Collége y détermine que *jusqu'à ce que le sieur Olivier lui ait fait une satisfaction convenable, il sera exclu des Assemblées tant publiques que particulieres, & privé de toute voix active; & qu'aucun des Médecins aggrégés ne pourra consulter, pratiquer & exercer la Médecine avec lui, à peine par les Contrevenans d'être eux-mêmes exclus du Collége, conformément aux Réglemens. Que la note apologétique écrite par le sieur Olivier, sur le Livre des Délibérations, à la marge & à côté de son Acte de réception, sera rayée par les Syndics. Qu'enfin les Syndics étoient chargés de faire homologuer la présente Délibération, par-tout où besoin seroit, & de veiller à son entiere exécution.*

Le 11 du même mois, la Sénéchaussée de Lyon rendit en effet une Sentence d'homologation, sur les conclusions du Substitut de M. le Procureur Général.

Avant cette Sentence, mais postérieurement à la Délibération, & lorsqu'il n'en étoit plus tems, c'est-à-dire le 6 Août, le sieur Olivier fit signifier un

Acte qu'il nomme ſatisfactoire, & qui pourtant l'eſt ſi peu, que ſans contenir aucune rétractation, il renferme de nouvelles invectives, ſur-tout contre le ſieur Peſtalozzy, dont *les deſſeins étoient pernicieux*, y eſt-il dit, *& les procédes marqués au coin de la fureur & d'une injuſte vengeance*; tandis que la conduite de lui ſieur Olivier avoit été fort *modérée*. Il impute auſſi à quelques Médecins *des ſentimens de haine & d'inhumanité contre lui*.

Cependant le ſieur Olivier déféra bientôt à la Cour l'appel de la Sentence homologative de la Délibération. Il y obtint même un Arrêt proviſoire.

Et ce fut pour lors que jouiſſant de tout ſon état, dans la vue unique de diffamer ſa Compagnie, il ſe hâta de faire paroître ſon Mémoire prétendu apologétique: heureuſement il le fit ſignifier, avec déclaration qu'il renfermoit tous ſes moyens de défenſes, & il eſt devenu une piéce de la cauſe dont le Collége a droit d'argumenter.

Il paroît que depuis le ſieur Olivier a ſenti que ce libelle ignominieux étoit capable de ſoulever tous les eſprits contre lui. Il en a fait imprimer un ſecond, compoſé avec beaucoup plus d'art ſans doute, mais avec auſſi peu de ſageſſe, on eſt forcé de le dire. C'eſt la même chaleur, la même violence dans les expreſſions, la même malignité dans les réflexions. Cependant il ſembloit qu'un Corps, tel que celui des Médecins de la ſeconde Ville du Royaume, méritât quelque conſidération. Il ſe gardera bien, ce Corps, de ſe venger de ſon Adverſaire, en l'imitant.

Il sçait trop se respecter, pour se livrer à des emportemens, toujours condamnables.

Il reste au Collége des Médecins à établir plus particuliérement les raisons qui justifient sa Délibération. Mais auparavant deux observations paroissent nécessaires.

L'une, que le sieur Olivier a eu tort d'insinuer que la délibération dont il s'agit, n'étoit point l'ouvrage du Corps, & qu'aujourd'hui même il n'avoit pour Adversaires que sept Médecins intimés en leurs noms propres.

D'un côté, il est certain que la convocation des Membres du Collége fut générale : l'Assemblée se tint dans la forme ordinaire. On prit l'avis de tous les Collegiés qui s'y rendirent. Que faut-il de plus ?

D'un autre côté, c'est aussi le Corps qui a obtenu la Sentence d'homologation. Il est vrai que sur l'appel le sieur Olivier a eu la ruse de n'appeller en la Cour que sept des Collégiés distributivement. Ceux-ci auroient pû aussitôt former une demande en folle intimation ; mais on a préféré à cet incident la voye de l'intervention du College entier, dont tous les Membres paroissent dans une parfaite unanimité de vœu & de suffrage. Ainsi la procédure est exactement en régle, & la fin de non-recevoir proposée par le sieur Olivier, s'évanouit.

La seconde observation est que la délibération concernoit aussi le sieur Olivier fils. On y lit *qu'attendu que le sieur Olivier fils, n'avoit point payé à M. Pestalozzi les droits de Bourse-commune dûs par cha-*

que Médecin lors de son aggrégation, & que le sieur Olivier pere avoit refusé d'acquitter le billet qu'il avoit fait à ce sujet à M. Pestalozzi, ledit sieur Olivier fils, qui n'avoit encore assisté à aucune assemblée, ne prendroit rang & séance au Collége qu'après avoir acquitté les sommes dûes à M. Pestalozzi pour son aggrégation, à la forme des Réglemens, sauf en cas de refus par lesdits sieur Olivier pere & fils de payer la somme de 450 liv. destinée à acquitter les dettes de la Compagnie, à être dressé incessamment un état des dettes du Collége, pour être lesdits sieurs Olivier pere & fils contraints par les voyes de droit, à en payer leur contingent.

Cette disposition étoit fondée sur l'Article XXIV. de Statuts qui n'autorise la réception des Aspirans, qu'après qu'ils ont satisfait aux droits du Collége. Ni le sieur Olivier fils, ni le sieur Olivier pere, n'avoient acquitté le droit de Bourse commune, pas même les 150 livres que prescrit le Réglement. C'étoit donc faire grace au sieur Olivier fils, que de ne lui interdire que l'entrée aux Assemblées, lorsque peu auparavant on auroit pû se dispenser même de l'aggréger.

Envain les sieurs Olivier ont tenté de faire une ridicule compensation des droits de séance avec les 150 liv. de Bourse-commune. Ces droits de séance sont très-légitimement acquis à chaque Collégié présent, & ils ne regardent pas le Corps. Ils sont dûs par les fils d'Aggrégés, comme par les étrangers indistinctement. Tout ce que le sieur Olivier a allégué de contraire, est faux. Outre que de son aveu, ils lui avoient été presqu'entiérement rendus par ses Confreres; gratification qui fait voir qu'ils n'étoient donc véritablement pas ses ennemis.

Mais enfin le sieur Pestalozzy, porteur du billet de 600 liv. & qui en a fait son affaire personnelle, a depuis payé cette somme entre les mains de sa Compagnie. Aussitôt le Collége par-là désinteressé, n'a plus fait de difficulté d'appeller le sieur Olivier fils aux assemblées; & même par une Requête précise donnée en la Cour, il a consenti que la Délibération n'eût point d'effet à son égard.

Il ne s'agit donc que de statuer sur l'interdiction du Pere. Que de différence entre sa cause & celle de son fils!

MOYENS.

Le Collége avoit-il le pouvoir d'exclure un de ses Membres? & le sieur Olivier a-t-il mérité d'être exclu? Voilà les deux points qui se présentent naturellement à examiner.

D'abord la compétence du College ne peut sérieusement être contestée. Elle se trouve établie par plusieurs articles de ses Statuts homologués en la Sénéchaussée de Lyon, & confirmés par des Lettres-Patentes du Roi enregistrées en la Cour, sous la date des années 1630 & 1631.

L'Article V. porte que: » Où quelqu'un des Col-
» légiés se trouveroit qui opiniâtrément voulût aller
» au

» au contraire de ce qui auroit été ordonné & arrêté » par le Collége, & enfreindre les Reglemens, Statuts » & Ordonnances, nonobstant les remontrances qui » pourroient lui avoir été faites par le Doyen ou autres » à ce députés, il seroit mis hors du Collége, & » en pleine Assemblée des Médecins Collégiés, exclu » de la Communauté d'icelui; & tant qu'il persiste» roit en sa faute, & jusqu'à ce qu'il fût reconcilié » & réintégré au Collége, ne seroit permis ni licite » à aucun des Médecins Collégiés de visiter malades, » ni pratiquer & exercer la Médecine, ni consulter » avec icelui. «

Rien de plus formel que cette disposition. En voici d'autres qui ne sont pas moins énergiques.

» Les Médecins Collégiés, *est-il dit dans l'Article* IX. » vivront ensemble en amitié & bienveillance, ne » détracteront ni médiront les uns des autres;..... » Ains au contraire s'honoreront & respecteront ré» ciproquement l'un l'autre, notamment leurs Doyen » & Anciens.... & ne feront chose indigne de leur » profession, sur peine aux Contrevenans telle que » le Collége jugera devoir être ».

Dans ces cas, voilà le Collége établi Juge de la peine, & la peine sans doute doit être plus ou moins forte, suivant la qualité des *detractations*, des *médisances*, des *manques d'honneur & de respect*, des *choses indignes de la profession*. Si donc le Collége trouve assez d'énormité dans tous ces délits, pour qu'il *juge devoir* les punir par l'exclusion, il sera autorisé à infliger ce châtiment.

C'eſt ce qui eſt confirmé encore par l'article 14. » L'on ne pourra exclure du Collége aucun Médecin » *pour legere cauſe*. Donc, & par argument contraire, on peut exclure pour toute cauſe grave, & en cas » de contravention opiniâtre, *comme l'ajoûte l'arti-* » *cle*, quand le Collégié, après avoir été par plu- » ſieurs fois admoneſté de ſon devoir, tant par le » Doyen en particulier, qu'en général par le Collége, » ou par ſes députés, il perſévere à ſa faute.

Il ſeroit inutile de s'étendre davantage ſur cet objet ; & ſans prendre la peine de réfuter quelques raiſonnemens faits au hazard par le ſieur Olivier, contentons-nous, en le renvoyant à des textes ſi précis, de lui oppoſer, s'il le faut encore, les regles générales du Royaume & des Tribunaux, qui conſtamment accordent à toutes les Communautés une Juriſdiction correctionnelle ſur leurs Membres.

Ne nous attachons donc principalement qu'à connoître ſi le ſieur Olivier s'eſt en effet rendu digne de l'excluſion prononcée contre lui.

Pour y parvenir, il faut ſe retracer ſes procédés, ou plus ſimplement, jetter les yeux ſur les motifs expliqués dans la Délibération même. Ils ſe réduiſent à deux chefs principaux.

L'un comprend tant les faits d'irrévérence du ſieur Olivier envers ſa Compagnie, que ſes outrages envers la plûpart des Collegues.

L'autre, eſt l'altération du Régiſtre du Collége.

Le premier exige quelque détail, c'eſt pourquoi

expédions d'abord le second qui ne nous arrêtera que peu d'instans.

On lit à cet égard dans la Délibération, que le » sieur Olivier avoit eû l'infidélité pendant son Syn- » dicat, & dans le tems qu'il avoit en son pouvoir » le Régistre des Actes & des Délibérations du » Collége, d'en effacer trois lignes qui contenoient » les modifications que le Collége avoit apportées » à sa réception, & d'y substituer à côté & à la » marge une notte apologétique écrite de sa propre » main ; qu'une telle altération, dont le Collége ne » s'étoit apperçu que depuis peu de tems, étoit en » elle-même & par ses suites très-répréhensible.

C'est là sans doute une grave imputation : La vérité en est-elle constatée ? Elle l'est en effet & par l'état du Régistre même, & par les propres aveux du Coupable.

Sur le Régistre on apperçoit des ratures, des additions, des interlignes, toutes formées avec une encre différente, & par une autre main que celle qui a écrit le corps de l'Acte. Il ne s'agit plus que de sçavoir qui en est l'Auteur.

Le sieur Olivier, dans toutes les occasions, & singulierement dans son Acte du 6 Août 1752, a reconnu que les additions marginales étoient son ouvrage. Il a seulement désavoué les ratures, qu'il a rejettées sur la malice de ses Confreres.

Mais si les lignes ajoutées à la marge ont un rapport nécessaire avec les lignes effacées, il faut que l'Auteur des additions le soit des ratures.

Or les lignes rayées portoient, comme on l'a déja expliqué, qu'on ne recevoit le ſieur Olivier que *ſous la condition que pendant un an il ne conduiroit aucun malade ſans l'avis d'un autre Médecin.*

Et à la marge il eſt écrit de ſa main que, *pour effacer le blâme que ces injonctions peu méritées auroient pû porter contre lui, il avoit prêté ſon ſerment entre les mains de M. le Lieutenant Général.*

Une autre diſpoſition l'obligeoit à ſe trouver préſent aux viſites des Médecins de l'Hôtel-Dieu. A cet égard il a par interligne, & dans le corps de l'Acte, en laiſſant ſubſiſter cette ſeconde modification, mais faiſant diſparoître le terme de *condition*, ajouté que le Collége *l'a invité* d'aſſiſter aux viſites de l'Hôtel-Dieu.

Ces mots mêmes, *l'a invité*, ſe trouvent avoir rétabli le ſens qui étoit interrompu par les lignes rayées; & comme ils ſont de la même main que les additions marginales, par conſéquent de celle du Sr Olivier, il eſt tout-à-fait néceſſaire d'en inférer que celui qui a ſupplée la liaiſon pour completer le ſens coupé par la rature, a fait lui-même la rature.

L'évidence eſt donc ici parfaitement acquiſe ſur la falſification qu'on reproche au ſieur Olivier. Son délit eſt ſi certain, qu'il a été réduit à taire dans ſes Mémoires imprimés la partie la plus eſſentielle de la note marginale. Il n'a parlé que de la preſtation du ſerment, mais le reſte exiſte & opere ſa conviction. Il ne lui eſt plus permis auſſi d'accuſer ſes Collégues, les traits ſont formés de ſa main; & d'ailleurs il a dit lui-même que celui-là eſt préſumé avoir commis le crime à qui le crime ſert. Aſſurément ce n'étoit qu'à ſon orgueil qu'il importoit d'éteindre le ſouvenir d'injonctions qui lui paroiſſoient humiliantes & non méritées.

Cependant de quelle conſéquence n'eſt pas ſon entrepriſe ? Si chaque Collégié altéroit ainſi à ſon gré les Livres des Actes de la Compagnie, quelle foi, quelle autorité auroient déſormais ces Régiſtres ? Et n'eſt-il pas intéreſſant pour le Collége de conſerver des monumens de ſon exactitude à examiner les Aſpirans, & à veiller ſur le précieux dépôt de la ſanté des Citoyens ?

Mais encore, quelle n'a pas été l'audace du ſieur Olivier de traiter d'injonctions peu méritées les conditions que le Collége lui avoit impoſées ? Ainſi il a voulu que le Livre de la Compagnie renfermât un témoignage de l'injuſtice de la Compagnie. Et ce Syndic abuſe de la confiance que lui marque ſon Corps en dépoſant entre ſes mains ſes Régiſtres, au point d'y conſigner une note flétriſſante pour le Corps même. La prévarication étoit-elle excuſable ?

Il n'importe pas qu'il y eût deux ou trois années que le ſieur Olivier étoit ſorti du Syndicat, dès que ſon écriture ſubſiſte & eſt reconnue : outre que ces ſortes de Livres, comme on le comprend, ne ſe feuilletent pas ſouvent.

Il lui eſt enfin auſſi peu utile d'objecter que les Médecins n'avoient pas le droit de punir un crime de faux. Cela eſt vrai, ſi on l'entend d'une punition telle que la Juſtice l'inflige au fauſſaire ; mais ne l'eſt point à l'égard d'un châtiment correctionnel & de ſimple police. Sans doute la Compagnie auroit pû, en le dénonçant au Miniſtere public, l'expoſer à des peines infamantes & afflictives. Mais ſatisfaite de le corriger ſans le perdre, elle a vû que l'infidélité étoit avérée, qu'elle étoit conſidérable, que les Statuts lui donnoient le droit d'exclure pour des cauſes non *legeres*. C'en étoit donc aſſez pour l'autoriſer, & elle a choiſi le parti le plus doux. Que le ſieur Olivier, qui ſe plaint de la grace qu'on lui a faite, craigne que M. l'Avocat Général ne ſoit beaucoup plus ſévere.

Qu'on refléchiſſe avec quelque attention ſur ce motif de la Délibération, & l'on ſentira que ſeul il eſt capable de la juſtifier. Mais examinons l'autre chef.

Le ſieur Olivier eſt accuſé d'avoir inſulté ſa Compagnie, d'avoir outragé le plus indignement pluſieurs de ſes Confreres, & ſur-tout le ſieur Peſtalozzy.

La Délibération porte à ce ſujet que, » dans des » écrits qu'il avoit eu la témérité d'adreſſer au Col- » lége, il n'avoit pas craint de le dépeindre comme » étant composé de membres qui le deshonoroient » par leurs ſentimens & leur conduite; qu'il avoit oſé » lui annoncer ſa deſtruction prochaine, ſi le Collége » ne déféroit à ſes avis & à ſes remontrances.

Il y eſt ajouté que » ces mauvais procedés avoient » été continués malgré les ménagemens qu'on avoit » eus pour lui, malgré les repréſentations amiables » qui lui avoient été faites tant par les differens Dé- » putés du Collége à lui envoyés pluſieurs fois, que » par le Collége lui-même en général, qui, quelque

» mécontentement qu'il eût, auroit peut-être été » satisfait des marques les plus legeres de résipiscence, » pour ne pas sortir des bornes de la modération qu'il » s'étoit prescrite sur-tout envers ses membres.

Tous ces faits sont littéralement établis dans la cause.

Premierement, sans rappeller la Lettre écrite au Doyen, ni l'Acte du 6 Août, ne suffit-il pas, pour fournir la preuve des injures atroces proferées par le sieur Olivier, de citer son Mémoire adressé aux Partisans de la vérité, Libelle horrible & à jamais exécrable? Remettrons-nous ici sous les yeux ces portraits effrayans & mensongers de Médecins qui *marchent par des voyes obliques*, qui *forment d'injustes complots*, qui font *gémir sous un joug détestable* ceux qui ont de la candeur & de la bonté, qui *ne pratiquent que des bassesses*, dont les procedés sont accompagnés de *noirceur*, qui sont des *factieux*, des *voleurs*, des *méchans par foiblesse ou par tempérament*, de *redoutables fléaux de la societé civile*, des *monstres qui n'inspirent que de l'horreur*...... Que ce sont néanmoins *ces ennemis des honnêtes gens qui s'emparent du tonnerre*; mais que prudemment *le Collége doit tâcher d'écarter la nuée, de peur que la foudre par ricochet ne tombe sur ses têtes.*

Est-il quelque Compagnie dans le monde qui ne se hâtât de rejetter de son sein des serpens dont les morsures sont si envenimées?

Les Statuts des Médecins leur recommandent de *s'honorer mutuellement*, de respecter sur-tout les *An-*

ciens, de ne point *détracter, ni médire les uns des autres.* Jusqu'à quel point le sieur Olivier n'a-t'il pas été infidele à cette regle ? son Corps étoit arbitre de la punition : il a dû la mesurer sur l'excès & l'horreur des calomnies.

Secondement, la longue patience, la modération extrême du Collége sont également prouvées. L'on compte jusques à quatre arrêtés differens qui contenoient le plan des démarches que l'on feroit auprès du sieur Olivier. Tantôt c'est le Doyen qui seul est député, tantôt on envoye avec le Doyen un des Syndics & deux autres Collégiés. On lui fait des invitations écrites. On le prie d'apporter des sentimens de paix & de conciliation. Tous ces égards ne le touchent pas. Une excuse auroit tout calmé. Son intraitable fierté la refuse. Ou il ne paroît pas aux assemblées, ou s'il y vient une seule fois, c'est pour aggraver ses fautes, & se livrer avec indécence à toute son impétuosité. Ainsi la *contravention* a été *opiniâtre*, la désobéissance soutenue. Tant de fois *admonesté de son devoir*, toujours rébelle & *persévérant*, il a été enfin légitimement exclu.

Qu'est-ce qu'il pourroit aujourd'hui alléguer pour sa défense ? Mes écrits, dit-il, ne faisoient que représenter avec énergie un abus qui s'est glissé dans notre Collége. On y exige des Récipiendaires des droits plus considérables que ne le permettent les Réglemens. C'est une concussion. J'ai crû devoir en avertir la Compagnie. J'ai crû ne devoir pas m'y prêter. Tels sont mes crimes. J'avois fait un billet

de

de 600 liv. au ſieur Peſtalozzy. J'ai refuſé de le payer, tant que la Délibération qui a fixé à cette ſomme le droit de Bourſe-commune, ne ſeroit point munie du ſceau de l'autorité Royale. C'eſt pour cela qu'on m'a chaſſé; il n'y a point d'autre cauſe de ma diſgrace. Des hommes injuſtes & avides m'ont fait un crime de la délicateſſe de ma conſcience, & m'ont puni de ma ſoumiſſion aux Loix du Royaume.

Voilà tout le ſyſtême du ſieur Olivier. Sa cauſe entiere eſt renfermée dans cet argument unique, qu'il a preſenté ſous mille formes différentes, & toujours dans les termes les plus vifs. On ſent bien que tout ſon but eſt de rendre le Collége défavorable aux yeux de la Cour. Mais voyons donc, éclairciſſons enfin cette partie, ſi délicate en apparence, de la conteſtation.

On nie au ſieur Olivier que le défaut de payement de 600 liv. pour un droit de Bourſe-commune ait été une des cauſes de ſon excluſion.

Enſuite on lui ſoutiendra que ſa conduite à ce ſujet eſt d'une noirceur capable de le rendre odieux, & qu'elle auroit ſuffi pour armer contre lui ſon Collége, Juge & vengeur des procedés entre Confreres.

En premier lieu, que l'on conſulte les diſpoſitions de la Délibération dont il s'agit, l'on trouvera dans la premiere, que le ſieur Olivier a été exclu, *juſqu'à ce qu'il ait fait au Callége une ſatisfaction convenable.* Il n'y eſt pas dit, *juſqu'à ce qu'il ait payé 600 liv.* mais juſqu'à ce qu'il ait fait des excuſes.

C'eſt le ſieur Olivier fils à qui par la ſeconde diſposition on n'a permis de prendre rang & séance aux assemblées, que lorsqu'il auroit acquitté ces 600 liv. C'est à lui seul que cette condition a été imposée. Tant il est vrai qu'on a exactement distingué la cause du pere d'avec la cause du fils ; & aujourd'hui cette seconde disposition même ne subsiste plus, au moyen du consentement donné par le Collége.

A la vérité dans le préambule on parle d'un droit de réception excédant les droits ordinaires, mais on ne le fait que pour répondre aux déclamations du sieur Olivier, & en en expliquant la cause & l'emploi, laver le Collége de la tache de concussion qu'il osoit lui reprocher.

» Si l'on examine, y dit-on, avec toute la *neutra-* » *lité* possible l'objet des plaintes du sieur Olivier, il » sera facile d'en reconnoître la supposition & la » malignité. En effet, il paroît s'élever principale- » ment contre l'usage de recevoir des Médecins qui » se présentent à l'aggrégation, une somme destinée » à payer les *dettes* du Collége, & les charges cou- » rantes, outre celle qui est fixée par les *Statuts*. » Mais le sieur Olivier ne peut ignorer que le Col- » lége ayant été obligé de faire depuis quelques an- » nées des emprunts pour soutenir différens Procès, » soit en la Sénéchaussée de cette Ville, soit au Par- » lement, & n'ayant ni revenus ni fonds pour les » acquitter, il avoit déterminé entr'autres ressources » *d'inviter* les Récipiendaires à payer lors de leur » aggrégation, outre les droits ordinaires, une somme » qui seroit employée à l'acquittement des *dettes* du » Collége. Ce réglement provisoire établi jusqu'à ce

» que le Collége ait obtenu de Sa Majesté une augmentation des droits de réception, *& jusqu'à ce que les dettes communes soient acquittées*, n'est point à charge aux Médecins qui se font aggréger, parce qu'entrant lors de leur aggrégation dans toutes les dettes, ils ont interêt à les voir diminuer. Car si ce payement n'avoit pas lieu, il faudroit nécessairement que tous les Membres du Collége se chargeassent de payer sur leur propre patrimoine leur quote-part des dettes, ce qui leur seroit infiniment plus onéreux.

Il est ajouté que » le sieur Olivier avoit souscrit à cet arrangement, que lorsqu'il présenta son fils à l'aggrégation, il n'avoit pas paru vouloir s'écarter de cette regle, qu'il avoit seulement représenté au sieur Pestalozzy premier Syndic, que n'ayant pas la faculté de payer les droits de réception comptant, il le prioit de se contenter de son billet, & de se rendre son garant envers le Collége; que le sieur Pestalozzy avoit bien voulu déferer à sa priere, mais que la réception faite, le sieur Olivier avoit refusé d'exécuter ses engagemens.

» Que d'ailleurs en supposant qu'il fut fondé à refuser de payer l'excédent des droits de réception fixés par les Statuts, le sieur Olivier pere auroit dû au moins acquitter les droits ordinaires, & offrir de payer sa quote-part des emprunts ausquels il avoit souscrit.

Ainsi les Médecins de Lyon ne méritent point le titre odieux de concussionnaires. Ils ne s'enrichissent point par le droit qu'ils paroissent avoir établi, il est employé à éteindre des dettes, & il se reçoit des mains des Aggrégandaires, seulement à titre de compensation avec la portion passive qu'ils supporteroient dans les dettes du Corps. C'est un arrangement favorable, qui n'est à charge à personne, & dans lequel on ne fait d'ailleurs qu'inviter les Récipiendaires à entrer. On n'exerce contre eux ni contrainte, ni violence. Les droits réglés par les Statuts sont de rigueur, l'excedent de ces droits est de pure volonté, & les Aspirans auroient le choix, ainsi qu'on l'a proposé au sieur Olivier, de demander à contribuer aux dettes en nature.

Si la délibération qui a ainsi ajouté au droit de Bourse-commune fixé par les Statuts, une somme destinée au payement des dettes, n'a point été revêtue de Lettres-Patentes, c'est parce que l'effet n'en doit point être perpétuel, les dettes s'éteignant tous les jours, & qu'il a paru inutile au Collége, qui n'a point de fonds, de faire des frais considérables pour remplir une formalité dont il ne pourroit retirer d'avantage réel.

En un mot il déclare qu'il n'a jamais entendu exiger des Récipiendaires que les droits autorisés par les Statuts, & qu'il a voulu seulement qu'ils participassent aux dettes communes.

Mais encore une fois, ce n'est là qu'une discussion étrangere aux objets de la contestation : le sieur Olivier fait diversion par un esprit de malignité. Il a été exclu pour d'autres motifs, & pour des motifs plus que suffisans, comme on l'a vû.

Au fond quel pourroit être en cela l'intérêt de la Compagnie ? Elle a été payée de la somme qu'elle pouvoit prétendre pour l'aggrégation du fils du sieur Olivier ; elle l'a été des deniers du sieur Pestalozzy, qui en étoit comptable, comme l'ayant reçue du sieur Olivier en un billet dont il est, & à ses risques, l'unique propriétaire. Le sieur Olivier a remarqué lui-même que sa libération avoit été consommée vis-à-vis du Collége, par l'acceptation que le sieur Pestalozzy avoit faite de son billet. Il ne doit donc plus à cet égard connoître que le Sr Pestalozzy ; & par conséquent la question qu'il agite sur la validité de son engagement, les offres qu'il fait de l'acquitter, dès que le droit de réception qui en est la cause aura été approuvé & autorisé, tout cela est ici entierement déplacé, tout cela ne sçauroit frapper contre le Corps qui n'a rien à répéter dans le billet ; & il n'est pas possible que la Cour y statue, en l'absence du contradicteur légitime. Le sieur Olivier peut réserver tous ces louables moyens de défenses, pour le tems où le sieur Pestalozzy le poursuivra.

Mais en second lieu, nous avons avancé qu'à cette occasion-là même, le sieur Olivier s'étoit rendu coupable d'une perfidie, telle qu'elle pouvoit fournir à sa Compagnie un autre sujet de rupture avec lui.

En effet il est constant que le sieur Pestalozzy, en se contentant du billet de son Confrere pour les droits d'aggrégation, & en lui remettant un récépissé qui le rendoit en son nom propre comptable de la somme envers la Compagnie, avoit fait en cela le rôle d'un ami officieux. Par cette premiere démarche du moins, le sieur Olivier se soumettoit au payement du droit. Il montra le même dessein pendant tout le cours des Actes que son fils étoit obligé de soutenir pour parvenir à l'aggrégation. Seulement il demandoit de nouveaux délais successivement, s'excusant toujours sur son impuissance. A la fin, dès que son fils est reçû, il leve le masque, il conteste la légitimité du droit, il veut constituer en perte le Confrere généreux qui s'étoit chargé pour lui de la somme.

On demande si ce n'est pas là, pour parler exactement, le trait d'un mal-honnête homme.

Quoi? La délicatesse de sa conscience s'allarme, lorsqu'il s'agit d'acquitter son billet? Et elle n'a eû aucune inquiétude, lorsqu'il s'agissoit de le souscrire? Voilà des scrupules qui le saisissent dans des circonstances singuliéres. Que ne s'est-il élevé contre l'imposition du droit, avant que son fils fût reçû, avant qu'il promît de le payer, avant qu'un ami s'en fût rendu garant. Il est manifeste qu'il a cherché à tromper son Confrere, il lui a arraché 600 liv. sous une promesse feinte qu'il est dans l'intention de ne jamais effectuer.

Dans cet état, il ne s'agit point d'examiner si le droit de Bourse-commune est exigé irrégulierement ou non; mais de considérer qu'illégitime ou non, le sieur Olivier n'a pû, sans manquer à toutes les loix de la droiture, de la confiance, de l'honneur, refuser de le rembourser à un Collegue particulier qui l'avoit avancé pour lui, & à sa priere.

De-là aussi il résulte que le Collége, n'envisageant que l'action en elle-même, & intéressé à ne tolérer dans aucun de ses membres, *des choses indignes de la profession*, comme parlent les Statuts, auroit été autorisé à réprimer dans le sieur Olivier un manque de probité si caractérisé. Le sieur Pestalozzy avoit déferé à la Compagnie ce trait de duplicité. Il lui avoit en même-tems porté ses plaintes sur les Lettres injustes, ingrates & offensantes que son Débiteur lui avoit écrites. N'étoient-ce pas des faits assez graves, pour entraîner la peine de l'exclusion ?

Tout s'éleve donc contre le sieur Olivier, ses actions, ses discours, ses écrits, son attentat sur un Registre, sa témérité & sa rébellion envers son Corps, ses calomnies infâmes contre presque tous ses Confreres, sa fourberie envers le sieur Pestalozzy.

Et qu'il ne nous dise pas pour justifier ses Libelles que le zèle seul les lui dictoit, que les Statuts ordonnent à chaque Collégié de proposer sans déguisement tout ce qui peut intéresser la dignité & la splendeur du Collége. Oui. Mais ils défendent aussi de le faire avec *injures & mauvais propos* ; & certainement le vrai zèle n'a point de fureurs, l'amour du bon ordre n'est ni cruel ni frénétique.

Mais après tout le sieur Olivier cherche à se couvrir d'un trop beau voile. Il faut le lui arracher, il faut hardiment lui soutenir que c'est le plus vil interêt qui l'animoit. Avant qu'il fût dans le cas de payer pour ſon fils le droit qu'il condamne ſi fort, on l'avoit vû le plus attentif, pendant ſon Syndicat ſur tout, à le demander aux Récipiendaires comme on l'a vû le plus ardent dans tous les tems à exiger ſes droits de ſéances. Jamais, & il s'en faut de beaucoup, il n'avoit fait là-deſſus de repréſentations au Collége, comme il oſe l'avancer. Ce malheureux ſubterfuge ne s'eſt offert à ſon eſprit que pour lui procurer une quittance de l'argent qu'il devoit donner lui-même, & qu'il n'avoit pas. Avant de faire éclore pourtant ſon projet, il tenta, en préſentant un Placet à ſa Compagnie, d'en obtenir une pleine gratification. On ne crut point lui devoir accorder cette faveur : il en conçut du dépit ; & voilà les nobles principes de toutes ſes démarches poſtérieures, le reſſentiment, l'avarice, & peut-être une impuiſſance effective ; reſſentiment qui croiſſant de dégré en dégré, a acquis tous les caracteres de la haine.

Pour achever de prouver qu'en effet le ſieur Olivier en nourrit une des plus envenimées contre tous ſes Collégues, que le plus cher de ſes plaiſirs eſt de couvrir d'opprobres, s'il lui étoit poſſible, la Compagnie dans laquelle il demande à reprendre ſon rang, pour le convaincre d'avoir enfreint toutes les regles de la confraternité, de la bienſéance, de l'humanité même, quels témoins plus ſûrs peut-on enfin adminiſtrer que ſes Mémoires imprimés, & ſur-tout ſon Libelle apologétique ? Peut-être ſeroit-il néceſſaire d'en extraire ici quelques paſſages. Mais en vérité on ſeroit trop embarraſſé dans le choix. Chaque

page

page est souillée d'indignités affreuses ; que disons-nous? il n'y a pas de période qui ne soit imbue du venin le plus noir, & les fables les plus étrangeres à la cause, n'ont point été jugées superflues, dès qu'elles paroissoient bien scandaleuses & bien mordantes. Non, l'on ne finiroit pas, si l'on entreprenoit cet odieux détail. La Compagnie des Médecins supplie seulement M. l'Avocat Général de prendre la peine de parcourir l'ouvrage, il fera passer dans l'ame des Magistrats les sentimens d'animadversion qui indubitablement affecteront la sienne à une telle lecture. Il fera remarquer aussi toute l'illusion de cette déclaration, dont le sieur Olivier demande Acte, qu'il porte à son Collége l'honneur & le respect qui lui sont dûs. Le Collége est-il autre chose que l'assemblage des Collégiés? Et tous les Collégiés presque ne paroissent-ils pas être les objets de ses mépris & de ses insultes?

Il en faut convenir. La peine portée par la Délibération est aujourd'hui devenue trop légere; la Cour peut-être se croira obligée de déployer toute sa sévérité contre le plus téméraire & le plus licencieux des Calomniateurs.

Quant au Collége de Médecine, il n'en a ni plus d'inimitié, ni plus d'ardeur de vengeance contre le Particulier qui l'a tant offensé. Il demande simplement avec la suppression des deux Mémoires, la confirmation du Decret qu'il a été forcé de porter, & sur lequel il fera, en finissant, deux Refléxions:

L'une, que ce Decret n'a point ravi au ſieur Olivier ſon état : il n'en a pas moins le droit d'exercer, comme auparavant, la Médecine dans la Ville & dans les Fauxbourgs. Tout ce dont il a été privé, c'eſt de la liberté de paroître dans les Aſſemblées de la Compagnie.

La ſeconde, c'eſt que ſon excluſion des Aſſemblées n'a même point été perpétuelle. Il la fera ceſſer quand il le ſouhaitera. Le moyen en eſt dans ſa main. On ne l'a exclu, que juſqu'à ce qu'il faſſe une ſatiſfaction.

Ainſi ſes plaintes ſont exagerées, outrées. Les griefs de ſon Corps étoient réels & conſidérables, & la punition infligée n'a été qu'une correction modérée, vraiment paternelle, telle que celle d'un pere qui prive ſon fils de ſa préſence, juſqu'à ce qu'il reconnoiſſe ſes fautes, toujours prêt à le recevoir dans ſon ſein, aux premieres marques de repentir.

Une Délibération ſi ſage doit donc être accueillie favorablement par la Juſtice. L'annuller, ce feroit donner atteinte aux Loix de la ſubordination, ce feroit énerver la diſcipline particuliere des Corps de l'Etat, dont le bon ordre concourt ſi efficacement à l'harmonie univerſelle. La laiſſer ſubſiſter au contraire, ce ſera mettre le ſieur Olivier dans l'heureuſe néceſſité de ſe ſoumettre enfin à ſa Compagnie, de ſe réunir dans un eſprit de paix avec tous ſes Conſreres, & de venir mériter par une conduite déſormais plus réguliere, non-ſeulement l'oubli de ſes égaremens, mais encore l'eſtime, l'amitié & la protection, dont le Collége s'empreſſera pour lors à lui faire éprouver les effets.

Monſieur BOCHART DE SARRON, *Avocat Général.*

Me. LE GOUVE', Avocat.

BOURON, Proc.

A Paris, de l'Imprimerie de D'HOURY Fils 1755.

www.ingramcontent.com/pod-product-compliance
Ingram Content Group UK Ltd.
Pitfield, Milton Keynes, MK11 3LW, UK
UKHW020220200726
13856UKWH00004B/1520